TRAITEMENT

DU

VARICOCÈLE

APPLICATION DE LA MÉTHODE ANTISEPTIQUE

PAR

Adrien VINCENT

Ancien externe des hôpitaux de Paris
Ex-interne de l'hôpital de Versailles

DOCTEUR EN MÉDECINE DE LA FACULTÉ DE PARIS

PARIS

ALPHONSE DERENNE

52, Boulevard Saint-Michel, 52

1884

TRAITEMENT

DU

VARICOCÈLE

APPLICATION DE LA MÉTHODE ANTISEPTIQUE

PAR

Adrien VINCENT

Ancien externe des hôpitaux de Paris
Ex-interne de l'hôpital de Versailles

DOCTEUR EN MÉDECINE DE LA FACULTÉ DE PARIS

PARIS
ALPHONSE DERENNE
52, Boulevard Saint-Michel, 52
1884

A LA MÉMOIRE DE MON PÈRE

DOCTEUR EN MÉDECINE

A LA MÉMOIRE

DE MA GRAND'MÈRE CHAUVIÈRE

A LA MÉMOIRE

DE MA GRAND'TANTE CHAUVIÈRE

A MA MÈRE

A MES PARENTS

A MES AMIS

A MON PRÉSIDENT DE THÈSE

M. LE PROFESSEUR PANAS

Professeur d'ophthalmologie à la Faculté de médecine
Membre de l'Académie de médecine
Chirurgien de l'Hôtel-Dieu
Chevalier de la Légion d'honneur

A MES MAITRES DANS LES HOPITAUX :

M. LE PROFESSEUR DAMASCHINO

Professeur de pathologie interne à la Faculté
Médecin de l'hôpital Laënnec
Chevalier de la Légion d'honneur

M. LE DOCTEUR NICAISE

Professeur agrégé de la Faculté de Paris
Chirurgien de l'hôpital Laënnec
Chevalier de la Légion d'honneur

A MM. LES DOCTEURS :

LEROUX, GODEFROY, VELTEN

Chirurgiens de l'hôpital de Versailles

REMILLY, MAURICE, PARIS

Médecins du même hôpital

TRAITEMENT

DU

VARICOCÈLE

APPLICATION DE LA MÉTHODE ANTISEPTIQUE

DÉFINITION

D'après l'étymologie, le nom de varicocèle (varix, varice, dilatation d'une veine, κήλη, tumeur : petite tumeur formée par la dilatation d'une veine) devrait s'appliquer indifféremment à toute espèce de varices ; cependant on ne le donne qu'aux dilatations variqueuses des veines du scrotum et du cordon testiculaire.

L'ancienne division de cirsocèle pour désigner les varices du cordon et de varicocèle pour les varices du scrotum a disparu et l'on emploie maintenant la même dénomination pour toutes les varices des bourses. Les varices du cordon sont beaucoup plus fréquentes, et presque seules elles doivent attirer l'attention des chirurgiens.

Anatomie du cordon spermatique

Avant d'aborder l'étude du varicocèle et de son traitement il nous semble indispensable d'entrer dans quelques considérations sur l'anatomie du cordon et la circulation des veines spermatiques.

Les éléments qui constituent le cordon spermatique sont :

Le canal déférent qui conduit le sperme du testicule jusque dans les vésicules séminales.

Des artères au nombre de trois, et des veines nombreuses que nous étudierons spécialement.

Des vaisseaux lymphatiques.

Des nerfs provenant la plupart du grand sympathique et qui accompagnent l'artère spermatique et le canal déférent (plexus déférentiel). Deux filets proviennent des branches génitales du plexus lombaire.

Tous ces éléments sont enveloppés d'une gaîne celluleuse propre qui est recouverte d'une membrane musculaire (cremaster) et séparés les uns des autres par une couche de tissu cellulaire très lâche, au milieu duquel sont disséminés des fibres et des faisceaux de fibres musculaires lisses (cremaster interne).

Parmi ces éléments, deux seulement présentent un grand intérêt pour l'étude de notre sujet : les vaisseaux spermatiques (artères et veines) et l'enveloppe du cordon (le cremaster).

La plus complète et la meilleure description anatomique qui ait été donnée du cordon spermatique est celle que M. Ch. Périer a faite dans sa thèse inaugurale. D'après ce savant anatomiste, on doit diviser le cordon en trois faisceaux : Le faisceau antérieur qui a lui seul constitue la moitié du cordon total est composé des veines spermatiques proprement dites, qui forment par leurs anastomoses le plexus pampiniforme. Ces veines partent de la tête de l'épididyme pour aller se jeter, celles du côté droit dans la veine cave inférieure, celles du côté gauche dans la veine rénale en passant au-dessous de l'S iliaque. Au milieu de ce plexus se trouve l'artère spermatique.

Le faisceau moyen n'est représenté que par le canal déférent et l'artère déférentielle qui l'accompagne, il n'existe pas de faisceau veineux correspondant.

Le faisceau postérieur se compose de quelques veines, deux ou trois seulement, qui portent le nom de veines funiculaires, elles partent de la queue de l'épididyme pour se jeter à angle aigu dans les veines épigastriques, dans le sens du courant sanguin. Ces veines s'anastomosent entre elles et avec les veines du faisceau antérieur surtout à la partie inférieure et elles entourent une petite artère, qui prend le nom de funiculaire.

Non-seulement il existe de larges communications entre les veines du faisceau antérieur et celles du faisceau postérieur, mais il y a de nombreuses anastomoses entre ces veines propres du cordon et celles du scrotum, du périnée, du pubis, du bassin et de la cuisse.

D'après les recherches de M. Périer, les veines spermatiques sont pourvues de valvules et ces valvules sont, quant à leur nombre et leur développement, en rapport avec la force musculaire du sujet, ou peut-être plus directement avec la force des muscles abdominaux et du cremaster. A l'état normal ces veines n'offrent rien de particulier.

L'enveloppe musculaire du cordon spermatique a été désignée par les anatomistes sous le nom de cremaster, du mot grec κρημαστηρ, suspensoir (de κρημαω, je suspends), il ne saurait cependant être considéré comme une membrane continue, il est composé de faisceaux musculaires à fibres striées variables en nombre et en épaisseur selon la force musculaire de l'individu.

Réduit à quelques fibres musculaires chez les sujets délicats, chétifs, il peut acquérir un certain développement chez les hommes fortement musclés. Ces faisceaux musculaires s'étendent de l'anneau inguinal à la partie inférieure du testicule, ils se contractent brusquement et font remonter cet organe vers l'anneau. Ce muscle existe chez tous les animaux qui ont les testicules situés en dehors de l'abdomen, il est beaucoup plus développé chez ceux dont la glande est tantôt à l'intérieur, tantôt à l'extérieur de l'abdomen, et par contre il manque complétement chez ceux dont les testicules restent continuellement dans la cavité abdominale, tels sont les éléphants, les cétacés. Le cremaster diffère beaucoup des dartos dont les contractions sont lentes à se produire et lentes à s'éteindre. Celui-ci se contracte sous l'influence du froid, de la douleur etc., tandis que le cremaster se contracte brusquement sous l'influence de toutes les causes qui mettent en jeu les muscles abdominaux : toux, cris, éternuement, vomissement, effort; son action est intimement liée à celle de ces muscles (Sappey).

PHYSIOLOGIE

En interrogeant la physiologie on voit que la circulation veineuse de ce petit système s'effectue comme partout ailleurs. Nous trouvons comme cause principale la *vis a tergo* à laquelle vient s'ajouter la contraction du cremaster. Cette dernière action est très variable dans son intensité ; d'après les données que nous fournit l'anatomie le développement du cremaster ainsi que celui des valvules est en raison directe de la force musculaire des sujets.

Lorsqu'un individu tousse, s'il est robuste, le scrotum semble participer à la contraction des parois abdominales, et les testicules remontent brusquement vers l'anneau, il en est de même dans l'effort en général et dans certains cas cette contraction est tellement violente qu'elle peut déterminer une orchite traumatique (Tillaux). Nous avons observé un cas de ce genre dans le service de M. Terrillon à la Charité, chez un homme bien constitué, à la suite d'un effort qu'il fit pour relever une barre de fer. Ces cas sont excessivement rares, ils ont même été niés par beaucoup de chirurgiens, si nous en avons fait mention c'est parce qu'ils prouvent que le cremaster a une action réelle.

Le cremaster en se rétractant fait remonter le testicule vers l'anneau, de sorte que la longueur des vaisseaux est diminuée, le tissu cellulaire comprimé et par là même les veines peuvent alors profiter d'un double bénéfice, la compression exercée sur les parois et le mouvement communiqué par le battement des artères. A ce moment qui correspond au mouvement d'inspiration, les organes contenus dans le thorax se dilatent, surtout les gros vaisseaux et il se produit alors un appel du sang veineux vers les cavités droites du cœur. Il est donc facile de comprendre ce qui se passera si l'action du cremaster diminue ou vient à manquer.

Les parois de ces veines sont minces et elles ne sont pas comme la plupart des autres entourées par des tissus résistants qui leur servent pour ainsi dire de parois de renfort, elles sont au contraire situées au milieu d'un tissu cellulaire lâche, presque libres et supportant une colonne de sang d'une hauteur assez considérable et par consé quent dans des conditions tout à fait favorables pour devenir variqueuses. Aussi ces conditions se réalisant très fréquemment est-il facile de constater la présence de ces varices chez un grand nombre d'individus.

ÉTIOLOGIE

Le varicocèle est très fréquent. D'après Curling, parmi les refusés par les conseils de révision d'Angleterre, 7 pour 100 le sont pour cette affection, et, d'après un mémoire du Dr Sistach (1863), sur 1,000 hommes examinés par le conseil de réforme, il y en a 11 en moyenne qui sont réformés pour cette infirmité.

1° *Causes prédisposantes.*

Elles consistent dans une prédisposition particulière, le plus souvent héréditaire, en vertu de laquelle le système veineux du sujet a une tendance à subir l'altération variqueuse. Telle est l'opinion de Vidal de Cassis et de beaucoup de chirurgiens, et il devrait y avoir une relation directe entre les varices et le varicocèle, ce qui n'a pas encore été suffisamment démontré.

Landouzy n'admet aucune relation, il a constaté une seule fois des varices des membres inférieurs sur 15 individus porteurs de varicocèle, et sur 20 sujets ayant des varices du membre inférieur, aucun n'avait de varicocèle ; cette statistique n'est pas assez étendue pour qu'on puisse en tirer des conclusions. D'un autre côté, Curling affirme, dans son *Traité des maladies du testicule*, qu'il a vu fréquemment les veines superficielles de la cuisse et de la jambe volumineuses et dilatées chez des sujets atteints de varicocèle; mais il ne donne aucune statistique. D'après le Dr Sistach, dans le mémoire déjà cité, sur 1,468 observations prises par le conseil de révision, on a observé 38 cas et 5 fois seulement il y avait coïncidence de varice et de varicocèle.

Les varices des veines spermatiques sont une affection du jeune âge et surtout de la puberté, elles apparaissent surtout de 15 à 35 ans, très rarement pendant la vieillesse. Cette influence de l'âge est en rapport avec l'existence ou l'abus des fonctions génitales.

La cause la plus importante est sans contredit la pression hydrostatique qui résulte de la position déclive des veines spermatiques qui ont à supporter le poids d'une colonne de sang étendue du testicule à la deuxième vertèbre dorsale.

Si on fait abstraction de l'action du cremaster, et nous savons que dans certains cas cette action fait presque complètement défaut, on conçoit bien que ces veines aux parois si minces ne trouvant aucun appui dans le tissu cellulaire qui les entoure, se dilatent facilement sous l'influence de la tension du sang qui ne circule qu'en vertu de la *vis a tergo* contre toutes sortes d'obstacles.

Le varicocèle peut exister des deux côtés, mais presque toujours on le trouve d'un seul côté et à gauche. Pour expliquer ce fait presque constant on a invoqué deux motifs : d'abord la veine spermatique principale du côté gauche vient s'aboucher à angle droit dans la veine rénale, tandis que la veine droite va le plus souvent s'aboucher sous un angle aigu dans le tronc de la veine-cave inférieure, suivant la direction même du courant sanguin.

Quelques anatomistes ont constaté que la veine droite remonte par anomalie jusqu'à la veine rénale, tandis que la gauche irait se jeter dans la veine-cave inférieure, ce qui permettrait de comprendre pourquoi le varicocèle s'observe quelquefois à droite. On a dit ensuite que le testicule gauche étant toujours situé plus bas que le droit, c'était une raison pour que les veines soient plus longues et partant plus disposées à subir la dilatation variqueuse. M. Primaire a mesuré minutieusement la longueur du cordon, il a trouvé une différence de 0,03 centim. à 30 ans. La longueur de la veine droite est en moyenne de 0,37 cent., celle de la gauche de 0,40 centim.

2° *Causes déterminantes.*

La cause la plus active qui détermine cette affection est cette alternative de réplétion et de vacuité des veines spermatiques suivant les diverses attitudes du corps, les diverses températures auxquelles il est exposé et les passions qui l'agitent.

Et il est juste d'admettre comme une des principales causes du varicocèle l'abus des plaisirs vénériens et tout ce qui peut congestionner l'appareil génital. La chaleur est encore une cause fréquente, elle relâche les tissus, empêche par conséquent le cremaster et le dartos de bien soutenir les testicules, aussi observe-t-on beaucoup plus de varicocèles dans les pays chauds que dans les pays à température froide ou moyenne. La compression exercée sur le cordon veineux peut seule sans l'influence diathésique déterminer la production d'un varicocèle. C'est ordinairement une hernie ancienne irréductible qui comprime les veines à l'orifice supérieur et sur le trajet du canal inguinal; il en est de même de toute tumeur de l'abdomen qu'elle soit organique ou produite par les matières fécales accumulées dans l'S iliaque dans le cas de constipation opiniâtre. Enfin les professions qui exigent une station debout longtemps prolongée, accompagnée d'efforts, les boulangers, par exemple, sont très souvent atteints de cette affection.

Il en est de même de certains exercices tels que l'équitation, cause si fréquente du varicocèle.

En un mot, nous pensons qu'en dehors des cas de varicocèle dus à une cause matérielle entravant la circulation veineuse comme ces tumeurs, on l'observe le plus souvent chez des sujets lymphatiques, de faible constitution et ayant un système musculaire peu développé. Et si de plus ces individus font des excès vénériens, ou s'ils ont une profession qui les oblige à la station debout prolongée, accompagnée ou non d'efforts, ils sont presque fatalement exposés à cette affection.

PRONOSTIC

Le pronostic de cette affection ne dépend pas exclusivement du volume de la tumeur. Certains varicocèles énormes peuvent n'occasionner qu'une simple gêne qui disparaît avec un suspensoir ; mais d'autres fois sous un petit volume ils provoquent des douleurs, des tiraillements dans les lombes, gênent la marche et rendent tout travail impossible. Les douleurs sont telles que certains malades pour se guérir se sont soumis plusieurs fois au traitement si douloureux de la compression et que d'autres ont demandé avec insistance l'opération de la castration, pour mettre fin à un mal qui leur rendait la vie insupportable.

Bien des fois on a observé que cette affection exerçait une influence très fâcheuse sur le moral des individus qui en étaient atteints, et à beaucoup elle a inspiré des idées de suicide.

Le plus souvent le sujet est plongé dans l'hypochondrie parce qu'il a constaté son état et qu'il s'en préoccupe outre mesure, mais il arrive quelquefois que l'esprit souffre dans l'ignorance complète du mal physique. Vidal de Cassis cite l'exemple d'un jeune artiste qui avait des idées mélancoliques et chez qui il fit la découverte d'un varicocèle dont le jeune homme ignorait l'existence et qui ne lui causait aucune douleur. L'opération ramena le calme dans son esprit et changea complètement son humeur qui n'eut plus rien de triste. (Vidal de Cassis. Path. ext. T. V).

De plus soit que les veines variqueuses compriment le parenchyme de la glande, soit par un autre mécanisme, il n'en est pas moins vrai que l'atrophie est fréquente.

Les auteurs ne sont pas d'accord sur ce point :

Curling dit que lorsque le varicocèle est volumineux ou ancien, le testicule subit une atrophie plus ou moins rapide s'accompagnant presque toujours de la disparition des spermatozoïdes.

Gosselin partage cette opinion, et Reclus, dans sa thèse, en cite deux cas.

Percival Pott a rencontré trois cas de varicocèle dans lesquels le testicule était diminué au point d'être à peine perceptible.

Enfin, Vidal de Cassis observa dans un cas de varicocèle la voix de castrat qui reprit un caractère mâle après l'opération.

Pour compléter l'étude du pronostic, nous devons encore mentionner une complication très rare, il est vrai, mais qui cependant a été observée plusieurs fois. M. Vallin, professeur au Val-de-Grâce, a publié, en 1877 une observation de varicocèle double, terminé par une phlébite suppurative aiguë du cordon qui se termina par la mort le quatrième jour.

Ce qui doit être rapproché des observations de M. Escalier, publiées en 1851 dans un mémoire lu à la Société de chirurgie : deux cas de phlébite spontanée furent pris pour des étranglements internes et entraînèrent l'un et l'autre la mort des malades au bout de quelques jours. A l'autopsie, on retrouva du pus dans les veines spermatiques, et les membres de la commission (Monod, Michon et Nélaton) chargés de l'examen de ce mémoire, concluent que le moyen le plus sûr de s'opposer au mal qui a tué les deux malades est sans contredit l'opération.

Dans un autre mémoire, Vidal de Cassis relate deux observations de phlébite chez des individus atteints de varicocèle. Chez l'un, la maladie survint à la suite d'un coup de pied, chez l'autre, par l'extension d'une inflammation de l'épididyme. Le mal ayant été reconnu, le succès de l'opération immédiate qui sauva les deux malades donne raison aux juges du précédent mémoire.

TRAITEMENT

Dans la grande majorité des cas le varicocèle est une affection bénigne qui passe même souvent inaperçue, ou qui de temps en temps est l'occasion de douleurs et de tiraillements sur le trajet du cordon, dans l'aine et jusque dans la région lombaire, douleurs qui s'augmentent lorsque le malade est resté longtemps debout, à la suite d'une longue marche ou d'une fatigue.

Dans tous ces cas, et par prudence, toutes les fois que l'on constate la présence d'un varicocèle on doit prescrire le traitement palliatif.

TRAITEMENT PALLIATIF

Ce traitement consiste à faire porter aux malades un suspensoir qui relève les bourses pour prévenir la sensation de douleur et de pesanteur et de plus l'excoriation du scrotum et des cuisses, Si le suspensoir est bien appliqué il diminuera la longueur du cordon, exercera une certaine compression qui en prêtant un point d'appui latéral à la paroi veineuse facilitera la circulation.

On conseillera les lotions froides matin et soir ainsi que les bains de siège. On fera éviter les marches prolongées, la danse, l'équitation, les bains chauds, les plaisirs vénériens, en un mot tout ce qui peut exagérer la circulation des veines du testicule et des bourses.

Plusieurs autres procédés ont été inventés. Parmi les principaux nous citerons : l'appareil de Richard, l'excision de la partie inférieure des bourses.

Toutes ces différentes méthodes ont pour but de diminuer la profondeur des bourses, et par là même la longueur des veines spermatiques et le poids de la colonne de sang qui y circule.

Le suspensoir bien appliqué nous semble répondre à toutes les indications et nous considérons toutes les autres méthodes comme inutiles ou dangereuses.

TRAITEMENT CURATIF

Dans quel cas doit-on avoir recours au traitement curatif ?

Le chirurgien anglais Ogilvie Will dans une leçon sur le varicocèle conseille d'insister longtemps sur le traitement palliatif et de recourir enfin au traitement curatif toutes les fois que :

1° Le varicocèle est volumineux et s'accroît ;
2° Le testicule est atrophié ;
3° Les douleurs sont vives ;
4° Le patient n'est plus apte à un service public ;
5° L'état de ses facultés mentales est en danger.

Nous admettons les conclusions de ce chirurgien, mais nous pensons que ces indications n'ont pas toutes la même importance. Pour nous les deux principales indications sont : l'état douloureux du testicule, et l'influence funeste exercée sur les facultés mentales. Dans ce cas le chirurgien devra proposer l'opération.

Lorsque le volume du testicule tend à augmenter continuellement, ou que le malade n'est plus apte à un service public, les rôles sont intervertis, le médecin pourra accéder au désir de son malade qui demande l'opération; mais il ne devra pas la proposer.

Dans les cas d'atrophie du testicule la question est plus difficile à résoudre, « *adhuc sub judice lis est* »

Cependant plusieurs observations que nous avons relevées dans les auteurs anglais nous permettent de penser qu'après l'opération la glande pouvait recouvrer ses fonctions.

M. Lée constata dans deux cas qu'à la suite d'une opération les testicules étaient redevenus plus fermes et plus gros.

Dans 32 cas, M. Barwell a constaté un an après le traitement que les fonctions avaient été recouvrées.

Enfin le cas de Vidal de Cassis qui observa chez un individu atteint de varicocèle la voix de castrat reprendre un caractère mâle après l'opération.

Ces observations nous semblent autoriser le chirurgien à intervenir sur la demande du malade dans le cas où le testicule diminue de jour en jour, et surtout avant que la glande soit arrivée au dernier degré de l'atrophie.

Le traitement chirurgical du varicocèle étant nettement indiqué pour les motifs que nous avons énumérés il reste à choisir un procédé par lequel on puisse obtenir une guérison complète.

Les moyens proposés pour la cure radicale de cette affection sont tellement nombreux que nous n'examinerons que les principaux et pour mettre un peu d'ordre dans cet exposé nous les diviserons en deux classes :

1° Les opérations par lesquelles on fait subir à la veine une perte de substance ;

2° Les opérations par lesquelles on se contente de l'oblitérer.

Tous ces procédés ont pour but direct de faire cesser la circulation dans les veines variqueuses ; et pour but indirect de faire suppléer la circulation veineuse qui sera suspendue par la circulation collatérale.

A. — Opérations entraînant une perte de la substance de la veine

1° *Excision.*

Elle fut exécutée par les anciens chirurgiens et par J. L. Petit ; elle fut abandonnée à cause des accidents consécutifs : hémorrhagie, infection purulente.

2° *Compression.*

(Breschet, Landouzy, Velpeau, Reynaud, de Toulon). On isolait d'abord le canal déférent puis deux pinces étaient placées sur le varicocèle à une distance de 2 ou 3 centimètres l'une de l'autre, on serrait jusqu'à mortification des tissus. Cette plaie avec une perte de substance plus ou moins étendue demandait toujours un temps assez long pour se cicatriser. La compression poussée jusqu'au sphacèle déterminait de vives douleurs et parfois des accidents graves qui cependant compromettaient rarement la vie des individus.

On modifia la compression en faisant passer un fil à ligature au dessous de la veine qui était maintenue dans un pli de la peau du scrotum, on serrait graduellement jusqu'à section complète de la veine et de la peau, ce qui n'arrivait pas avant le quinzième ou le dix-huitième jour, et souvent même on était obligé d'achever en sectionnant avec le bistouri la peau amincie comprise dans l'anse. En moyenne le traitement durait un mois, le malade ressentait de vives douleurs et souvent l'inflammation se développait autour de la piqûre ou de l'eschare et pouvait se propager à tout le scrotum.

3° *Ligature.*

A ciel ouvert

Ce procédé est aussi ancien que celui de l'excision. Paul d'Egine, Ambroise Paré et Dionis l'employèrent. On jetait deux ligatures sur les veines à un ou deux centimètres de distance et on sectionnait entre ces ligatures. Les suites funestes de cette opération et surtout la phlébite la firent abandonner.

Sous-cutanée (Gagnebié, Ricord).

On isole d'abord le paquet variqueux que l'on fixe dans un pli fait à la peau, une aiguille munie d'un fil passe en arrière des veines. On la fait pénétrer de nouveau par l'ouverture de sortie et on la dirige en avant des veines pour la faire ressortir par l'ouverture d'entrée. On lie et on abandonne ensuite la veine ainsi ligaturée.

On a reproché à ce procédé de laisser au cordon toute sa longueur et de ne pas empêcher la récidive, et pour cela Vidal de Cassis employa la méthode de l'enroulement qui consiste à faire passer un fil d'argent en avant des veines, puis un second en arrière, à tordre ensuite les extrémités en leur faisant former un cordon métallique qui entraîne dans son mouvement de rotation toutes les parties comprises entre les deux fils, et les veines se trouvent ainsi enroulées comme une corde sur un treuil. On augmente la torsion autant qu'il est nécessaire et jusqu'à ce que les veines soient complètement divisées, ou alors on opère la section de la peau avec le bistouri.

Par ce procédé Vidal a obtenu de bons résultats, nous lui reprocherons d'être comme les précédents, long et douloureux.

4° *Cautérisation.*

Cautère actuel (Celse, A. Paré, Dionis, Brodie) M. Voillemier a obtenu de bons résultats en employant cette méthode. Il isole d'abord le canal déférent avec les doigts, pousse vers le scrotum le paquet variqueux, puis il applique le fer rouge dans une direction perpendiculaire à l'axe du corps. Il se sert ordinairement d'une pince chauffée au rouge avec laquelle il saisit le repli du scrotum.

Cette méthode a donné de réels succès, elle n'expose pas aux accidents graves qui sont survenus à la suite de beaucoup d'autres opérations. Ce traitement est assez expéditif, il n'est pas trop douloureux, mais on peut lui reprocher de ne pas permettre au chirurgien d'opérer avec assez de précision.

Caustiques. — (Bonnet de Lyon, Nélaton).

A cet effet on emploie ordinairement la potasse et le chlorure de zinc.

Une pince fenêtrée est appliquée sur le scrotum, puis chaque fenêtre de la pince est garnie de pâte de Vienne, il se produit une eschare et ensuite la coagulation.

Cette méthode nous paraît bien inférieure à la précédente, car il faut toujours craindre la diffluence du caustique, et il n'y a aucune précision.

Galvano-Caustie.

L'action du cautère galvanique ne peut être limitée exactement.

Le traitement a une longue durée, 18 à 25 jours en moyenne, des abcès sont survenus à la suite.

Enfin d'après une série d'observations publiées dans la *Revue des sciences médicales de* 1878 il a donné de mauvais résultats.

Sur sept opérations : *une mort,* une gangrène partielle. Une fois il est survenu des accidents inflammatoires graves. Une autre fois on fut obligé de recommencer l'opération. Enfin dans les deux cas les plus heureux on obtint la guérison au bout de 24 à 30 jours.

B. — Oblitération de la veine sans perte de substance.

1° *Acupuncture.*

(Fricke, Davart)

Cette méthode consiste à enfoncer des épingles dans les veines afin de déterminer une inflammation adhésive des veines par la présence d'un corps étranger.

D'après Velpeau, cette opération et l'incision des veines a souvent causé la mort.

2° *Compression*

(Curling)

Cette méthode consiste à exercer une compression en un seul point, au niveau de l'anneau inguinal externe, au moyen d'un bandage muni d'une pelote compressive. Elle a pour but de débarrasser les veines du poids d'une partie de la colonne sanguine sans exposer à l'oblitération de l'artère spermatique et par suite à l'atrophie du testicule. La pression doit être continuée assez longtemps pour permettre aux parois veineuses de revenir à leurs dimensions naturelles et de recouvrer leur résistance normale. Ce traitement a donné de bons résultats à Curling, mais nous pensons que l'application en est difficile et que la durée en est trop longue. Dans deux observations rapportées par

Curling, le traitement fut de 15 et de 19 mois. (Curling. *Traitement des maladies du testicule*).

3° *Isolement*

(Rigault de Nancy)

On incise le scrotum en avant, puis on passe en arrière du paquet variqueux un ruban de linge de la largeur de deux travers de doigt, les veines sont ainsi mises à nu et à leur surface on applique de la charpie et un bandage. Vers le troisième jour la suppuration se déclare, et bientôt on trouve le paquet variqueux comme momifié.

Ce procédé a donné de très bons résultats à M. Rigault qui publie 150 observations ; mais dans son mémoire il relate 3 cas de mort par infection purulente. Dans ces trois cas on avait blessé légèrement la veine ou de petites branches collatérales, ces blessures déterminèrent une phlébite diffuse qui fut le point de départ des accidents infectieux.

Bien que cette opération ait souvent réussi elle doit encore être considérée comme dangereuse puisqu'elle a été suivie de mort dans plusieurs cas, enfin on peut lui reprocher encore d'être un traitement trop long et trop douloureux.

4° *Coagulation*

Injections de perchlorure de fer (Maisonneuve)

Après avoir arrêté la circulation dans les veines variqueuses en exerçant une compression assez énergique on injecte dans ces veines 20 gouttes de perchlorure de fer à 30°. Cette méthode a donné de bons résultats à Maisonneuve et à Broca; mais bien souvent on a constaté des récidives.

Ce traitement s'applique beaucoup plus facilement aux veines superficielles du membre inférieur qu'aux veines spermatiques parce que celles-ci sont ordinairement protégées par des couches multiples et en même temps plongées dans un tissu cellulaire très lâche qui leur donne une mobilité très grande ce qui rend l'opération difficile, d'abord pour fixer les veines et ensuite pour introduire l'aiguille dans la paroi.

Électricité (Onimus).

On fixe dans les veines variqueuses les aiguilles d'un appareil électrique afin de produire la coagulation du sang.

On peut adresser à cette méthode les mêmes reproches qu'à la précédente, l'opération est difficile et elle ne met pas à l'abri de la récidive, de plus elle nécessite un appareil que tout praticien ne peut pas toujours se procurer facilement.

On pourra objecter, il est vrai, que le manuel opératoire n'est pas si difficile, qu'il n'est pas nécessaire de fixer les aiguilles dans les parois des veines et que lorsque la force des courants est suffisante on peut obtenir la coagulation, celles-ci étant en dehors des vaisseaux.

A cela nous répondrons qu'il faut être familiarisé avec ce procédé pour savoir graduer son courant et que même dans ce cas on sera exposé à coaguler, non-seulement le sang de la veine variqueuse, mais encore le sang de plusieurs veines voisines, ainsi que celui de l'artère et à supprimer d'un seul coup la circulation du cordon spermatique.

Du reste, les résultats obtenus par ce procédé ne nous semblent pas brillants, d'après trois observations, l'une recueillie dans la thèse de M. Percepied, 1874, et les deux autres dans celle de M. Bernard.

1re observation. (Th. du Dr Percepied). Le traitement a duré un mois.

2me observation. (Th. du Dr Bernard. Trois applications :

La 1re le 30 juillet.

La 2me le 24 août.

La 3me le 1er septembre.

Après chaque application les douleurs sont vives, elles empêchent le malade de dormir la nuit qui suit l'opération et elles durent même plusieurs jours.

3me observation.

Après quatre applications le malade n'est pas guéri et le traitement n'est pas continué.

Tels sont les principaux systèmes employés pour le traitement curatif du varicocèle. Si tous ont donné quelques succès, aucun n'est complètement à l'abri de la critique. D'abord après l'emploi de toutes ces méthodes on a constaté des récidives ; et d'une manière générale on peut leur reprocher de durer trop longtemps, de causer des douleurs très vives au patient, d'être souvent dangereuses dans les complications qui surviennent après l'opération, enfin de compromettre les fonctions du testicule qui s'atrophie souvent après. En effet le chirurgien avec tous ces procédés ne peut guère opérer avec précision, isoler le paquet variqueux pour agir seulement sur lui. Tantôt il oblitérera la circulation dans les varices mais en même temps dans d'autres veines qui devraient être conservées pour servir à la nutrition de la glande. Tantôt il n'atteindra pas toutes les varices et il pourra léser une ou plusieurs des artères du cordon et produire ainsi d'une manière certaine l'atrophie du testicule.

Enfin comme l'isolement du canal déférent est le point le plus délicat de l'opération il pourra le sectionner ou tout au moins le léser et compromettre encore la fonction de l'organe sécréteur.

CHOIX DU PROCÉDÉ OPÉRATOIRE

Puisqu'aucun des nombreux traitements employés jusqu'à ce jour ne répond complètement au titre de radical qui lui a été donné, il est donc permis au chirurgien de chercher encore un nouveau procédé qui offre moins d'imperfections que les autres.

Pour arriver à ce but faisons table rase, ne tenons aucun compte de tous les systèmes opératoires précédemment employés, de leurs avantages ou de leurs désavantages, et ne considérons que les indications qui doivent être remplies pour obtenir la guérison du varicocèle.

De l'étude que nous venons de faire il ressort un double problème à résoudre pour le traitement de cette affection. Obtenir d'abord la guérison des varices en supprimant la circulation dans le paquet variqueux ; assurer ensuite la conservation du testicule. Ce second point est aussi important que le premier, car bien souvent on a constaté l'atrophie de la glande à la suite de l'opération, et on rapporte que Delpech fut assassiné par un jeune homme qu'il avait opéré d'un varicocèle double, et qui avait été atteint d'une atrophie des testicules après l'opération.

Pour arriver à ce double résultat nous nous appuyerons sur les données que nous fournissent l'anatomie normale et l'anatomie pathologique. Nous avons vu précédemment que dans la plupart des cas le faisceau antérieur est seul atteint et que les veines funiculaires restant ordinairement normales, ont de nombreuses anastomoses avec les veines du scrotum, du périnée, du pubis, du bassin et de la cuisse et que par conséquent elles suffisent largement pour le rétablissement de la circulation du testicule. De plus nous savons que la principale artère, l'artère spermatique, qui apporte le sang au testicule se trouve au milieu du paquet veineux qui forme le faisceau antérieur des veines du cordon.

D'après ces considérations anatomiques et physiologiques il est évident que les fonctions du testicule sont assurées tant que cet organe recevra du sang des trois artères et que la circulation veineuse se fera par le faisceau des veines funiculaires.

L'opération se trouve donc tout indiquée : Supprimer la circulation dans les veines variqueuses en pratiquant la ligature et l'excision, conserver l'artère spermatique pour assurer la nutrition du testicule.

Enfin pour faire une opération si délicate, pour atteindre seulement les veines variqueuses, isoler la petite artère spermatique et le canal déférent, il faut de toute nécessité que le chirurgien opère à son aise, par conséquent à ciel ouvert après avoir fait une large incision au scrotum qui lui permette de disséquer facilement les parties qu'il veut enlever.

Tel est en théorie le procédé qui répond aux deux indications que présente le traitement du varicocèle.

Cette méthode de l'excision n'est assurément pas nouvelle et comme nous l'avons dit précédemment elle fut employée par les chirurgiens de l'antiquité, du reste en médecine opératoire il est bien difficile de trouver des méthodes nouvelles, « il n'est pas de développement, le plus avancé de la médecine contemporaine, qui ne se trouve en embryon dans la médecine antérieure », a dit Littré dans son introduction aux Œuvres d'Hippocrate.

Le procédé que nous choisissons est donc très ancien et on peut même dire qu'il est renouvelé des Grecs puisque c'est Paul d'Egine qui l'employa le premier et il le décrit dans le chapitre 64 de ses œuvres : « saisissant dans le scrotum les vaisseaux avec nos doigts et avec ceux d'un aide et les tirant fortement nous dirigeons obliquement le tranchant d'un bistouri sur ces vaisseaux servant d'appui à l'instrument. Ensuite à l'aide de crochets que nous fixons disséquant les parties situées sous la peau et mettant à nu les vaisseaux nous faisons passer dessous une aiguille munie d'un fil double et après avoir coupé l'anse du fil nous lions les vaisseaux aux endroits où commence et où finit la dilatation. Alors nous faisons dans le milieu une incision droite et après avoir évacué le sang coagulé nous appliquons le pansement suppuratif, afin que les fils tombent d'eux-mêmes avec les vaisseaux. »

Plus tard Celse eut recours à des procédés à peu près analogues.

« Ramex autem, si super istum scrotum est, adurendus « est tenuibus et acutis ferramentis, quæ ipsis venis infi- « gantur ; cum eo, ne amplius quam has urant, quibus vero « super mediam tunicam venæ tument, incidendum inguine « est atque tunica premenda ab eaque venæ digito vel « manubriolo scalpelli separandæ. Qua parte vero inhære- « bunt, et ab superiore et a inferiore parte lino vinciendæ, « reponendus que testiculus est.

« At ubi supra tunicam tertiam ramex insedit mediam « excidi necesse est, deinde, si duæ, tresve venæ tument « et ita pars aliqua obsidetur, ut major eo vitio vacet, « idem faciendum, quod supra scriptum est : ut ab in- « guine et a testiculo deligatæ venæ precidantur, isque « condatur. »

Ambroise Paré lui-même préconisa la ligature de la harque, nom qu'il donnait au varicocèle : « Puis faut, dit-il, passer par-dessous la veine variqueuse une aiguille enfilée d'un double fil, le plus haut de la varice qu'on pourra le lier, en haut vers sa racine. Derechef on passera l'aiguille comme dessus en l'autre partie basse, laissant un doigt d'espace entre les deux ligatures. Mais premièrement qu'estreindre le fil de la dernière ligature faut ouvrir la veine en l'espace moyen comme si on voulait saigner, afin d'évacuer le sang contenu au scrotum ; puis sera traitée comme l'art le commande laissant les fils tomber d'eux-mêmes et procurant qu'ils s'y fassent cicatrice. » Ce procédé fut encore employé dans la suite, mais comme nous l'avons dit déjà, les mauvais résultats qu'on en obtint le firent abandonner.

Dans ces dernières années plusieurs chirurgiens, encouragés par les merveilleux succès obtenus par l'application de la méthode de Lister, pensèrent que, si l'on pouvait impunément inciser le péritoine, ouvrir une articulation, ce qu'auparavant aucun opérateur n'eût osé faire, on pourrait sans trop de crainte essayer les opérations sur les veines.

En Angleterre et en Allemagne plusieurs opérations furent faites et donnèrent de bons résultats. En France il y en eut également quelques-unes ; mais elles ne furent pas publiées.

M. Legendre dans sa thèse inaugurale (1881) cite une observation de M. Lucas Championnière pour le traitement des varices par la ligature avec application du pansement antiseptique. Le malade était atteint d'un ulcère variqueux, on fit la ligature de la veine de la jambe le 31 mars. Le 7 avril la plaie était réunie par première intention, le 10 avril on cessa les pansements et le 27 le malade sortait guéri.

La rapidité de la guérison montre que, grâce à l'emploi de cette méthode, on peut sans trop de danger dénuder et lier les vaisseaux. Nous pensons que cette opération est beaucoup plus indiquée pour le traitement du varicocèle qui est une lésion ordinairement bien localisée, que pour les varices qui sont presque toujours en grand nombre. Et comme il a été démontré par M. le professeur Verneuil que lorsque les veines superficielles sont variqueuses les veines profondes sont atteintes, il est donc inutile d'intervenir.

Dans son ouvrage sur la chirurgie antiseptique, M. Lucas Championnière nous dit qu'avant d'employer la méthode de la ligature il fit chez deux malades la dénudation des veines par la méthode de M. Rigaud et appliqua le pansement antiseptique ; il remarqua une absence complète de réaction, mais il fut surtout frappé de voir que ces veines isolées, soulevées sur des sondes, ne mouraient pas sous ce pansement. Au bout de 15 jours il retira la sonde, la plaie se cicatrisa rapidement, et lorsque le malade, guéri de son ulcère se leva, il constata avec regret que la veine était parfaitement perméable.

Après avoir constaté cette absence de réaction, cette facilité d'opération sur les veines, il pensa à un autre procédé opératoire, et il lia les gros troncs veineux avec le catgut qu'il laissa à demeure. Dans le même article, l'auteur conseille d'employer la même méthode pour l'opération du varicocèle, qu'il n'a pas encore eu l'occasion de faire (1880).

Encouragé par ces faits il nous semble que le chirurgien peut maintenant opérer sans crainte et de plus apporter quelques modifications à l'ancien procédé de la ligature et de l'excision. Le chloroforme permettant à l'opérateur de prendre son temps et d'agir à son aise, nous croyons que les idées théoriques, que nous avons exposées précédemment, peuvent être appliquées d'une manière absolue grâce à l'emploi de l'agent anesthésique. Nous allons décrire en détail l'opération qui nous paraît répondre le mieux aux indications du traitement. Cette opération a été pratiquée l'année dernière avec un plein succès par notre maître le Dr Nicaise, chirurgien de l'hôpital Laënnec, qui a bien voulu nous communiquer son observation et y ajouter quelques remarques.

OPÉRATION

Avant. — La veille il sera bon de faire prendre au malade un grand bain savonneux, puis quelques heures avant l'opération on rasera soigneusement la région qu'on lavera après.

Les instruments qui se composent d'un bistouri, de deux écarteurs, de deux crochets mousses ou d'une spatule, de pinces hémostatiques, de l'aiguille à sutures seront plongés avec le fil d'argent dans une solution phéniquée à 5 pour 100.

Le catgut sera plongé dans de l'huile phéniquée.

Un pulvérisateur que l'on fera fonctionner quelques minutes avant le commencement de l'opération.

Plusieurs litres des deux solutions phéniquées l'une à 5 pour 100, l'autre à 2 1/2. Le chirurgien et ses aides devront se laver les mains avec la solution faible, avant l'opération.

Pendant. — Pendant qu'on administrera le chloroforme au malade, pour ne pas perdre de temps le chirurgien devra laver de nouveau la région avec la solution faible 2 1/2 pour 100. Le malade étant complètement endormi on fera sur le scrotum, après avoir fixé le paquet variqueux, une incision de 4 à 5 centim., couche par couche. Arrivé sur les varices, on fera écarter les bords de la plaie, puis on disséquera le paquet variqueux de manière à l'isoler de l'artère spermatique qui se trouve au milieu et qui devra être conservée. C'est là le point délicat de l'opération, on pourra faire passer sous les veines variqueuses des crochets mousses ou une sonde cannelée comme dans la méthode de Rigaud, afin de mettre plus de précision dans son opération et de rendre les ligatures plus faciles.

On passera ensuite un fil de catgut à la partie inférieure et on liera le plus près possible du testicule.

Ceci fait, on exercera une pression sur le cordon veineux situé au-dessus de la ligature afin de bien en chasser le sang qui pourrait y rester et on fera jeter ensuite une nouvelle ligature à 1 cent. 1/2 ou 2 centim. de la première.

On pourra ensuite sectionner ou reséquer la partie du cordon qui se trouve entre les ligatures.

Après avoir fait la toilette du cordon, c'est-à-dire lavé avec la solution faible et épongé avec des éponges neuves et préalablement préparées et désinfectées on réunira les lèvres de la plaie par quatre ou cinq points de suture avec les fils d'argent et on placera ensuite à la partie la plus déclive un drain d'un assez gros calibre qui permettra l'écoulement du pus s'il vient à se produire.

Après. — On procédera ensuite au pansement. A cet effet on placera le protective sur les lèvres de la plaie pour les préserver de l'irritation que pourrait produire l'acide phénique, mais on aura bien soin de ne pas en mettre au devant de la lumière du drain, mais seulement autour des parois afin de protéger toujours les bords de la plaie de l'influence irritative de l'acide phénique.

On placera ensuite de petites bandelettes de gaze phéniquée et on enveloppera les bourses dans un grand morceau de gaze recouvert d'une toile imperméable (spica double).

On disposera le pansement de telle sorte que le malade pourra satisfaire à ses besoins sans qu'il soit nécessaire de l'enlever.

Pour maintenir ce pansement plus solidement le meilleur moyen est d'ajouter un caleçon de bains.

On aura soin de recommander au malade de porter toujours un suspensoir afin d'éviter la récidive.

OBSERVATIONS

Varicocèle ancien, douloureux. — Dénudation, ligature et section des veines ; méthode antiseptique. — Guérison complète. — par M. Nicaise.

D..., 38 ans, employé de chemin de fer, entre le 12 juin 1883 à l'hôpital Laënnec dans le service de M. Nicaise. Salle Malgaigne 11.

Antécédents héréditaires. — Son père était goutteux ; sa mère avait des varices et souffrait de coliques néphrétiques.

Antécédents personnels. — A l'âge de 13 ans étant à cheval sans selle, le testicule gauche fut comprimé contre le dos du cheval, la douleur fut extrêmement vive et contraignit le malade à descendre de cheval.

A 18 ans ce même testicule reçut une violente contusion.

Le malade eut trois blennorrhagies, jamais d'orchite ; une cystite qui dura trois mois.

Le varicocèle a débuté à l'âge de 13 ans, après, dit le malade, le premier accident. Il fut réformé pour son varicocèle.

Celui-ci augmenta peu à peu de volume, s'accompagna de douleurs qui devinrent de plus en plus vives, elles se montraient surtout après la fatigue et étaient parfois intolérables. Le malade pour les faire diminuer quittait momentanément ses occupations, se couchait sur le parquet en plaçant ses membres inférieurs en élévation sur une chaise, puis après quelque temps de repos il reprenait ses travaux.

La violence et la fréquence des douleurs gênaient le malade dans sa profession et l'avaient obligé de refuser des positions plus avantageuses que celle qu'il avait actuellement ; de plus son moral commençait à s'affecter.

Le testicule gauche correspondant au varicocèle est atrophié, le canal déférent est mince et assez difficile à bien isoler, il n'y a point d'autres varices en d'autres points du corps.

Dans ces conditions spéciales M. Nicaise pensa que l'on devait répondre à la demande du malade réclamant une opération, d'autant plus que celle-ci est aujourd'hui moins dangereuse qu'autrefois.

Opération. — 19 juin 1883.

Le malade est chloroformisé, le pubis est rasé et toute la région savonnée et lavée à l'eau phéniquée.

M. Nicaise fait une incision verticale de 4 à 5 centimètres le long du cordon, entre l'anneau inguinal externe et le testicule, il incise couche par couche jusqu'au faisceau des veines spermatiques variqueuses. Ce faisceau est isolé, puis séparé facilement en arrière de l'artère spermatique et du canal déférent, l'isolement est fait sur une longueur de plus de 2 centimètres. L'opérateur passe au-dessous des veines deux fils de soie de chine phéniquée, l'un est porté du côté de l'anneau inguinal, l'autre du côté du testicule ; avant de faire le nœud inférieur il exprime les veines afin de les débarrasser du saug qu'elles contenaient, serre ensuite le nœud supérieur, puis sectionne tout le faisceau variqueux entre les deux ligatures qui s'écartèrent alors un peu l'une de l'autre. Les fils furent coupés au ras du nœud.

Trois points de suture furent faits à la peau, recouvrant les ligatures, qui étaient des ligatures dites perdues ; un petit tube à drainage fut placé au milieu de l'incision. Un large pansement de Lister recouvrit les bourses, le périnée, les parties supérieures de l'abdomen et la partie supérieure des cuisses.

Les suites de l'opération furent des plus simples, aucune élévation de température et conservation constante de l'appétit.

Il se fit un léger épanchement séreux dans la tunique vaginale. Le drain et les sutures furent enlevés de bonne heure. Réunion par première intention, sauf au niveau du drain, pas de réaction locale.

28 juin. — L'épanchement vaginal a disparu, le malade s'est levé et est resté assis sans que le gonflement des bourses se soit produit. Du reste par la palpation on sent que les veines liées sont, au-dessous de la ligature, remplies de caillots, elles forment des cordons durs autour du testicule, mais elles ne sont pas douloureuses.

On recommande au malade de ne pas travailler, de très peu marcher, et de porter un suspensoir un peu serré ; afin de permettre aux veines de se cicatriser complétement.

4 juillet. — Le malade quitte l'hôpital.

14 septembre. — Le malade est revu. La bourse gauche est encore plus volumineuse que celle du côté opposé et on sent encore les cordons indurés formés par les throm-

boses des veines variqueuses, les cordons sont plus minces.

Au niveau de la plaie il reste un petit point fistuleux par lequel est sorti il y a deux jours une des ligatures des veines. L'autre ligature sortit également quelque temps après. Le malade a repris sa profession et n'a plus éprouvé aucune douleur.

Décembre. — La guérison est complète, les cordons veineux ont disparu, il n'y a aucune douleur, et aucune trace de récidive de dilatation veineuse.

Remarques de l'auteur. — L'opération que j'ai pratiquée dans ce cas est d'origine très ancienne, elle avait été abandonnée à cause des dangers que présentaient les plaies des veines.

Le traitement du varicocèle par les opérations sous-cutanées ne présente jamais la même certitude et il est arrivé plusieurs fois que l'on a lié en même temps l'artère spermatique, ce qui expose à l'atrophie du testicule et que l'on a sectionné le canal déférent, parfois difficile à distinguer d'une veine indurée, difficile à isoler, glissant facilement; de plus, on a souvent à redouter les complications des plaies des veines. Celles-ci sont moins fréquentes par l'emploi du fer rouge et de l'anse galvano-caustique. A ces différents procédés, je préfère l'opération ancienne qui consiste à disséquer les veines, les isoler, les lier et les couper entre les deux ligatures. Pendant toute l'opération, on voit exactement ce que l'on fait et en mettant en pratique toutes les règles de la méthode antiseptique, on est à peu près certain d'éviter les complications des plaies des veines. L'on ne saurait apporter trop de rigueur dans la méthode antiseptique, c'est là que le moindre détail a son importance. Ainsi, chez mon malade, les fils à ligature ne se sont pas enkystés, ils ont été éliminés. Ceci tient à ce que les fils n'étaient probablement pas suffisamment aseptiques, car lorsque les fils ont ces qualités, ils séjournent impunément dans les plaies même en grand nombre. Je ferai remarquer enfin que, six mois après l'opération, il n'y avait aucune trace de récidive, les veines spermatiques au nombre de huit ou dix avaient été liées et sectionnées, la récidive ne pourrait se faire que par les veines funiculaires qui s'anastomosent avec les premières au niveau de l'épididyme. Mais il est à observer, ainsi que l'a fait remarquer M. Périer dans son excellente thèse sur les veines du cordon spermatique, que le varicocèle semble se fixer sur les veines spermatiques et peu sur les veines funiculaires. La différence d'embouchure des deux faisceaux veineux joue probablement un rôle dans la différence de leur prédisposition à la dilatation.

Observations du Dr Arthur Barker (*the Lancet* 1881)

Ayant eu trois cas à opérer en automne dernier, j'ai agi ainsi qu'il suit : la peau du scrotum fut soigneusement lavée avec une solution phéniquée à 5 pour 100 ainsi que tous les instruments et les mains du chirurgien. On ne se servit pas du spray. Le scrotum fut alors saisi entre les doigts et le pouce à l'endroit habituel de façon à laisser de côté le canal déférent. Il fut alors incisé avec un bistouri et à travers l'incision ainsi faite fut passée une aiguille portant un fil de soie ayant trempé pendant une demi heure dans la solution phéniquée. Le fil fut d'abord en arrière, puis en avant des veines pour ressortir par le même trou. Les veines furent donc saisies dans une boucle de fil, dont les bouts furent coupés courts et abandonnés dans la plaie. Toutes les parties furent pendant l'opération protégées de toute contamination par de fréquents lavages à l'acide phénique. Un petit tampon de coton salicylé fut tout le pansement.

Voici les résultats : il y eut un gonflement insignifiant au niveau de la ligature pendant quelques jours. Pourtant les malades ne se plaignirent de rien dans les deux premiers cas.

Dans le troisième cas il y eut une vive douleur pendant les deux premiers jours et il y eut un peu plus de sensibilité à la pression.

Dans aucun de ces trois cas il n'y eut la moindre trace de suppuration.

Le premier quitta l'hôpital au bout de dix jours.

Le deuxième au bout d'une quinzaine.

Le troisième le quatorzième jour.

A propos de cette communication le Dr Jalland publia la lettre qui suit :

« Il sera peut-être intéressant pour M. Barker et ceux qui ont essayé cette méthode de savoir que j'ai eu aussi un cas dans lequel j'ai fait la même opération et avec un aussi bon résultat.

Il s'agissait d'un homme de cinquante ans admis à l'hôpital d'York pour un varicocèle volumineux. Je fis l'opération en suivant un procédé presque identique à celui de M. Barker, entourant les veines avec un fil de soie de chine qui avait été bouilli pendant une demi heure dans une solution phéniquée 10 pour 100, puis laissé pendant quelques heures dans une solution à 20 pour 100. Après avoir noué, les bouts du fil furent coupés courts et abandonnés dans la plaie que l'on referma par dessus. La plaie se cicatrisa en peu de jours avec à peine un peu de suppuration. J'ai gardé cet homme pendant une quinzaine de jours jusqu'à ce que tout parût très bien, quand il sortit il n'y avait pas la moindre trace d'inflammation au niveau de la plaie qui était complètement cicatrisée et on ne pouvait plus trouver qu'un petit nodule au niveau de la ligature. — M. Jalland, F. R. C. S., York, sept. 30, 1882.

Dans le *British médical journal* du 21 juin 1879, le Dr Armandale écrit :

Le 7 novembre 1874, j'eus à soigner un cas très grave de varicocèle. Le traitement ordinaire ayant été essayé sans succès, je coupai au milieu des veines spermatiques la veine la plus dilatée que j'avais mise à nu et j'en coupai amplement la longueur de deux pouces après avoir fait la ligature de la veine avec le catgut au-dessus et au-dessous des points de section, j'obtins dans ce cas une guérison complète ; six mois plus tard environ, mon client se mariait et dans les années qui ont suivi il eut plusieurs enfants. Dans le journal du 30 juin 1875 et dans celui du 23 janvier, M. John Marshall publia le résumé d'une clinique dans laquelle il plaidait en faveur d'une opération semblable et il relatait un cas dans lequel il avait enlevé avec plein succès environ 9 pouces d'une veine variqueuse de la jambe.

Dans la séance du 14 janvier 1881, M. Lée lut à la Société clinique de Londres un mémoire sur la cure radicale du varicocèle. L'opération relatée dans ce mémoire consiste à enlever une portion de la peau de la partie antérieure du scrotum et ensuite à sectionner les veines pour les oblitérer. Tous les détails de l'opération sont ensuite exécutés à travers la plaie faite par l'enlèvement de la peau. Les veines sont alors comprimées temporairement pour arrêter l'hémorrhagie, puis sectionnées. Les orifices béants des veines sont fermés avec le cautère au rouge sombre, dont la température permet de maintenir le contact pendant cinq ou six secondes. Les ligatures et les aiguilles employées pour la compression sont enlevées, et les bords de la peau placés en contact de bas en haut par une suture phéniquée. La réunion par première intention se fait plus ou moins parfaitement et le malade peut reprendre ses travaux au bout de trois ou quatre jours.

M. A. P. Gould répond qu'il a fait une opération pour la cure radicale du varicocèle dans onze cas, il fait la section des veines au moyen d'une anse métallique chauffée. Neuf de ces cas ont été couronnés de succès, les deux autres sont encore en observation. Il ne pense pas qu'il soit prudent de permettre aux malades de vaquer à leurs affaires au bout de trois ou quatre jours, il garde les siens une semaine au lit.

M. Henri Lée dit que le risque de l'empoisonnement antiseptique dans son opération est écarté par l'emploi du cautère actuel, qui oblitère les veines et les artères. Il n'y a jamais eu d'eschare dans ces cas, il n'y a pas de difficulté pour la guérison de la plaie du scrotum.

Cure radicale du varicocèle par excision du plexus veineux. — Dr Bœnning, in Philadelphia. Med. Times. Vol. XIII, n° 408, p. 737.

Incision de 3/4 de pouce (près de 2 centim.) en dehors du raphé de cinq centimètres de longueur. Incision couche par couche sur la sonde canuclée jusqu'au cordon. Le canal déférent est soigneusement maintenu en dedans. Les veines sont isolées, séparées les unes des autres, puis liées en haut et en bas de la plaie, par un fort catgut, ou un fil double de soie. On excise le tronçon compris entre les ligatures, pour assurer la circulation de retour, on laisse intactes une ou deux veines sans quoi on peut avoir de la gangrène ou de la congestion testiculaire. Lavage soigneux, puis suture, avec ouverture inférieure pour le drainage. Au dixième jour, on peut exercer sur les ligatures de légères tractions : elles tombent avant le quatorzième jour.

Dans l'un des cas, le scrotum était si long et si flasque qu'au lieu d'une simple incision verticale, on fit à l'aide de deux incisions courbes l'excision de près de 5 centim. de tissus. Dans un autre cas il y eut pendant une semaine, fièvre assez intense, avec légère gangrène de la vaginale.

En résumé. Guérison rapide et complète. On évite les dangers de l'opération sous-cutanée (gangrène du testicule, abcès, fusées, piqûres des veines, ligature incomplète, et rétablissement de la circulation collatérale.

M. Harrisson décrit un mode d'opération qui a donné de

bons résultats : il consiste à faire la ligature des veines variqueuses les plus dilatées et à cautériser les autres petites veines voisines avec le thermo-cautère; il emploie ensuite la méthode antiseptique. « J'ai pratiqué, dit-il, cette opération depuis quelques années, et je n'ai pas connaissance d'un seul cas dans lequel on ait constaté une récidive. » Il se loue de cette méthode à cause de la rétractilité des cicatrices. Dans un seul cas la guérison fut retardée par un érysipèle.

(The Lancet 1882.)

OBSERVATION DU PROFESSEUR FISCHER DE BRESLAU (*Schmits Jahrbûch* 1881).

1re *observation*. — F. K..., âgé de 21 ans, s'est présenté le 22 août 1875 avec un varicocèle gauche, qui d'après lui, serait congénital. — Symptômes subjectifs : Tiraillements et sensation de pesanteur. Symptômes objectifs : distension excessive des veines du cordon spermatique et du testicule. Le testicule gauche est légèrement plus petit qu'à l'état normal. On fit l'opération le 23 août sans spray. Incision du scrotum gauche dans une longueur de 2 centimètres. Dénudation des veines variqueuses, ligature et excision du paquet variqueux des veines spermatiques. Guérison complète par première intention. Sans fièvre. On enlève les ligatures le 14e jour. Quatorze jours après, le malade sort complètement guéri. Il revient se présenter à la visite en octobre 1875, puis en novembre 1877, et en décembre 1879. Le testicule gauche est aussi gros que le droit, il s'est marié et est devenu père, maintenant il n'y a pas de rechutes à craindre.

2me *observation.* — G. A..., se présente le 18 août 1879 avec un varicocèle gauche, venu, dit-il, à la suite d'un choc sur le pommeau de sa selle. Tiraillements, les veines du scrotum ne sont pas variqueuses, les veines spermatiques sont considérablement distendues. Le testicule gauche est absolument du même volume que le testicule droit. Opération le 18 août comme précédemment. Guérison sans suppuration, on enlève les ligatures le 17me jour et le 15 février 1880, les deux testicules sont trouvés normaux.

3me *observation.* — P..., âgé de 19 ans est opéré de la même manière le 10 novembre 1877, Guérison rapide sans fièvre. Jusqu'en avril 1880 il n'y a pas de récidive, de même pas de douleurs, les testicules restent normaux, il devient père.

4° *observation.* — V..., âgé de 20 ans, atteint d'un varicocèle gauche, est opéré le 18 décembre 1878; est renvoyé le 1er janvier 1879, malheureusement on n'a pu avoir aucun renseignement ultérieur sur son compte.

5e *observation.* — N..., âgé de 19 ans, est opéré le 30 avril 1879 pour un hydrocèle et un varicocèle ; il fut envoyé en convalescence le 21 mai 1879. Un an après le malade déclare qu'il n'éprouve aucune douleur, et d'après la déclaration d'un médecin le malade se trouve dans de bonnes conditions pour l'avenir, malgré la grosseur du scrotum et le court espace de temps qui s'est écoulé depuis l'opération. Le côté gauche du scrotum est moitié plus gros que le côté droit ; le testicule est d'une consistance et d'un volume normaux. Malheureusement la déclaration ne contient aucune donnée précise qui indique si la tuméfaction est occasionnée par un nouvel hydrocéle ou un nouveau varicocèle.

Toutes ces observations n'ont pas la même valeur au point de vue opératoire pour le sujet que nous traitons, les procédés employés ne sont pas absolument semblables et s'éloignent plus ou moins de celui que nous avons décrit plus haut ; de plus, dans toutes ces observations les indications ne sont pas suffisamment précises. L'artère spermatique a-t-elle été isolée ? dans aucune il n'en a été fait mention, l'artère déférentielle et l'artère funiculaire sont peut-être suffisantes pour la nutrition du testicule, mais nous pensons qu'il vaut mieux ajouter une chance de plus pour obtenir un succès complet en conservant l'artère spermatique et nous insistons beaucoup sur ce point que nous considérons comme très important. Elles ont une plus grande valeur au point de vue de l'application de la méthode antiseptique, toujours on a fait le pansement de Lister et jamais il n'y a eu d'accidents ; aucune réaction, pas de fièvre, pas de suppuration, guérison par première intention dans la plupart des cas ; toujours une guérison rapide : 4, 5, 10, 15 jours ; aucun cas de récidive n'a été constaté, et aucun cas d'atrophie du testicule. Les observations ne sont pas très nombreuses, il est vrai, mais dans celle du professeur Fischer de Breslau les malades ont été suivis pendant des années et on ne l'a jamais observée.

L'observation de M. Lucas Championnière est également bien intéressante à ce point de vue. Elle montre d'une manière évidente l'importance du pansement antiseptique.

Enfin l'opération est considérée comme si simple et si facile pour les chirurgiens anglais et allemands dont nous avons cité les noms, que nous nous demandons si dans tous les cas relatés l'opération était vraiment urgente. Nous avons fait nos réserves à ce sujet, et nous voulons faire constater cette facilité avec laquelle on opère les veines variqueuses, et faire voir qu'il n'y a plus lieu de tant s'effrayer de ces opérations.

CONCLUSIONS

1° Dans la grande majorité des cas le varicocèle est une affection bénigne contre laquelle le traitement palliatif sera presque toujours suffisant, d'autant plus qu'il a une tendance à diminuer avec l'âge.

2° Dans certains cas cependant, après que ce traitement essayé pendant un certain temps aura échoué, si le varicocèle devient pour l'individu qui le porte une gêne sérieuse qui l'empêche de vaquer à ses occupations et surtout s'il exerce une influence fâcheuse sur le moral, nous pensons que le chirurgien est autorisé à intervenir.

3° Nous considérons que le meilleur mode de traitement est la double ligature d s veines variqueuses et l'excision du paquet entre ces ligatures après la dénudation des veines et l'isolement de l'artère spermatique et du canal déférent, et que cette opération, faite avec toutes les précautions de la méthode antiseptique, donnera une guérison rapide, sans complications, qu'elle mettra à l'abri de l'atrophie du testicule et que la récidive ne sera guère à craindre si le malade s'astreint à porter un suspensoir.

Imp. A. DERENNE, Mayenne. — Paris, boulev. Saint-Michel, 52.

www.ingramcontent.com/pod-product-compliance
Ingram Content Group UK Ltd.
Pitfield, Milton Keynes, MK11 3LW, UK
UKHW032002260826
14628UKWH00005B/2236

9 782019 666606